Heinz-Peter Röhr
Alpha-Relaxing

Heinz-Peter Röhr

# Alpha-Relaxing

## Das neue Entspannungstraining

Buch und CD

Walter Verlag

Bibliografische Information der Deutschen Bibliothek
Die Deutsche Bibliothek verzeichnet diese Publikation in der Deutschen Nationalbibliografie; detaillierte bibliografische Daten sind im Internet über http://dnb.ddb.de abrufbar.


Umschlaggestaltung: Groothuis, Lohfert, Consorten (glcons.de)
Satz: Fanslau Communication/EDV, Düsseldorf
Druck und Bindung: Kösel GmbH & CO KG., Kempten
ISBN 3-530-40156-0
www.patmos.de

# Inhalt

# Einleitung
# Was ist *Alpha-Relaxing*?

Es ist schon erstaunlich,
was der Geist für den Körper tun kann
*Johann Wolfgang von Goethe*

*Alpha-Relaxing* ist eine sehr einfache und hochwirksame Entspannungs-Methode, die jeder leicht lernen und anwenden kann. Bereits in den ersten Minuten werden die meisten Menschen eine deutliche Wirkung spüren, wenn sie *Alpha-Relaxing* anwenden.

Bewusstes »Umschalten« von Anspannung auf Entspannung ist meist nicht ohne gezielte Anleitung und Übung möglich. Viele bleiben angespannt, obwohl sie entspannt sein könnten. Dabei können Ruhe, innerer Frieden und Harmonie zum Begleiter werden. Vor allem wird der Trainierte weniger ängstlich und deutlich gelassener. Die gesamte Lebenshaltung wird sanft zum Positiven verändert.

Mit *Alpha-Relaxing* sind positive, tiefe Veränderungen der gesamten Lebensvorgänge zu erreichen. Bei regelmäßigem Training wird *Alpha-Relaxing* natürlich und angenehm in Ihren Alltag integriert; dabei verändert sich die Verarbeitung von Gefühlen, Stress und Konflikten vorteilhaft. Psychische Probleme und körperliche Schmerzen können aufgelöst werden, das allgemeine Wohlbefinden verbessert sich. Vielfach wird über tiefe spirituelle Erfahrungen berichtet.

Viele Menschen, die mit einem Entspannungstraining oder einer Meditationspraxis beginnen möchten, bringen nicht die notwendige Disziplin auf, anfängliche Widerstände zu überwinden. Sie brechen das Training resigniert ab, ohne die gewünschten Veränderungen zu erreichen. Die Übung mit dieser *Alpha-Relaxing*-CD wird Ihnen leicht fallen, da Ihre Aufmerksamkeit auf immer neue »Meditations-Gegenstände« gelenkt wird. *Alpha-Relaxing* eignet sich daher besonders für den modernen Menschen.

## Anwendungen

*Alpha-Relaxing* ist in erster Linie eine Methode für jeden, der seine Lebensqualität verbessern will, der mit alltäglichem Stress souveräner umgehen möchte – und dies mit wenig Aufwand. Besonders gute Ergebnisse konnten bei der Behandlung psychischer Probleme sowie psychosomatischer Störungen erzielt werden, z. B. bei Angststörungen.

Die Anwendungen sind äußerst vielfältig: Sie reichen von kurzen Übungssequenzen – etwa zur Auflockerung während eines Workshops – bis hin zu längeren Sequenzen als Einstieg in eine Meditationspraxis oder zur Unterstützung umfassender psychotherapeutischer Prozesse. *Alpha-Relaxing* kann allein oder in der Gruppe angewendet werden.

***Alpha-Wellen*** nennt man die heilsamen Schwingungen, die unser Gehirn im entspannten Zustand erzeugt. Mittels eines Elektroenzephalogramms (EEG) können die feinen elektrischen Wellen, die das Gehirn ständig produziert, gemessen werden. Wenn wir uns in eine tiefe meditative Seelenlage begeben, befindet sich unser Geist im *Alpha-Zustand*. Mit *Alpha-Relaxing* wird dieser Zustand leicht und immer wieder erreicht. Beide Gehirnhälften werden ins Gleichgewicht gebracht.

Um Leistungen zu erbringen, damit Lernen stattfinden kann, ist es unbedingt notwendig, die Fähigkeit zu besitzen, sich auf einen engen Brennpunkt zu konzentrieren. Jede geistige Tätigkeit, jegliche Forschung führt zur Konzentration und zur Anspannung vieler Muskeln. Dies geschieht, ohne dass wir uns dessen bewusst sind. Empfindliche Messgeräte, die den Muskeltonus (diese Geräte messen auch extrem geringe Veränderungen der Muskelspannung) oder Hautwiderstand messen, beweisen diese Veränderungen.

Viele Dinge, die wir gern tun, sind mit Konzentration verbunden: fernsehen, lesen, spielen, planen usw. Auch diese Tätigkeiten führen auf Dauer zu Ermüdung. Immer konzentrieren wir unsere Aufmerksamkeit auf einen bestimmten Brennpunkt. Dies kann Freude machen, etwa beim Spiel; dies kann Ärger und Spannung verursachen, wenn wir z. B. eine Arbeit erledigen, die nicht richtig gelingen will bzw. die wir eigentlich überhaupt nicht machen wollen. Arbeiten, die mit Frustration, Angst, Ärger, Zeitdruck u. Ä. verbunden sind, führen schneller zu Ermüdung, weil sie mit extremer Anspannung verbunden sind.

Dies führt (notwendigerweise) zu Stress, der mit Erschöpfung und schließlich auf Dauer mit typischen Symptomen endet.

Indem die Aufmerksamkeit auf Bereiche und Räume im eigenen Körper gerichtet wird, stellen sich Wärme, Entspannung, Angstreduktion usw. ein. Durch den gezielten Einsatz von *Alpha-Relaxing* erreichen auch diejenigen einen Zustand der Entspannung, die dies ohne Unterstützung nicht vermögen.

**Anspannung und Entspannung**

Gesunden Personen gelingt es mehr oder weniger gut, nach geistiger Anstrengung oder konzentrierter Arbeit in einen entspannten Zustand zurückzukehren und Erholung zu erleben. Stressgeschädigten gelingt dies meist nicht oder nur unbefriedigend. Auch wenn sie sich entspannen könnten, bleiben sie in angespanntem Zustand. Nervosität, Schlaflosigkeit, Grübelzwänge, Verkrampfung, Gereiztheit, Spannungskopfschmerz, innere Unruhe, Angst usw. verhindern eine Entspannung. Ein Teufelskreis ist entstanden, der Stress-Symptome verstärkt. Das eigentliche Problem ist die Unfähigkeit, in einen entspannten Zustand zu gelangen, wenn dies wünschenswert wäre. Ein chronischer Zustand ist erreicht, wenn geistige Anstrengung immer schwieriger wird, weil Erholung nicht mehr möglich ist. Selbst wenn alle »Stressauslöser« beseitigt sind, kommt es nicht zu einer befriedigenden Entspannung, weil bereits normalerweise harmlose Reize zu Stress führen.

Nicht Stress an sich ist unsere Schwierigkeit! Im Gegenteil: Wir benötigen geistige Anstrengung, um seelisch gesund zu bleiben. Nachweislich lässt ein Mangel an intellektuellen Aktivitäten schnell verdummen. Der Wechsel aus Spannung und Entspannung ist demzufolge ideal. Vielen gelingt es jedoch nicht, ihre Gedanken zu beruhigen; sie haben Ängste oder Sorgen. Ständige Anspannung lässt die Flexibilität sinken, die notwendig ist, um in einen entspannten Zustand zu gelangen. Deshalb dauert es immer länger, bis sich Entspannung und Erholung einstellen. Bedenklich ist, wenn immer wieder Hilfsmittel wie Alkohol, Beruhigungs- oder Schlafmittel eingesetzt werden, um einen solchen Zustand der Entspannung zu erreichen.

Menschen mit psychischen Problemen haben meist besonders große Schwierigkeiten, ihren Geist zu beruhigen. Sie leiden vor allem unter der Ruhelosigkeit ihrer Gedanken, die Ängste, Sorgen und Zweifel verursachen. Dem gestressten Menschen *gehen die Gedanken nicht durch den Kopf, sondern sie rasen förmlich und wollen sich gegenseitig überholen.* Dies ist das eigentliche Problem: Wie beruhigen wir unseren Geist? Wie gewinnen wir Kontrolle über unsere Gedanken?

Sehr gut beschreibt *Swami Vivekanda (1915)* die Schwierigkeiten, die sich beim Versuch, den Geist zu beherrschen, einstellen:

*Wie schwer es ist, den Geist zu beherrschen! Es wurde treffend mit einem verrückt gewordenen Affen verglichen. Da war ein Affe, von Natur aus ruhelos, wie alle Affen es sind. Und damit nicht genug, jemand gab ihm reichlich Wein zu trinken, sodass er noch ruheloser wurde. Dann stach ihn ein Skorpion. Wenn ein Mensch von einem Skorpion gestochen wird, hüpft er den ganzen Tag herum; so befand sich der arme Affe in einem schlimmeren Zustand als je zuvor. Um sein Elend vollständig zu machen, wurde er von einem bösen Geist besessen. Welche Sprache kann die unbeherrschbare Unruhe dieses Affen beschreiben? Der menschliche Geist ist wie dieser Affe; unaufhörlich tätig, von Natur aus; dann wird er vom Wein der Begierden betrunken, was seine Unruhe vermehrt. Nachdem die Begierden Besitz ergriffen haben, kommt der Skorpionstich der Eifersucht auf den Erfolg anderer hinzu, und zuletzt tritt noch der Dämon des Stolzes in den Geist, der ihm eingibt, dass er selbst das Allerwichtigste sei. Wie schwer ist ein solcher Geist zu beherrschen!*

Unsere soziale Umgebung fördert die Ruhelosigkeit des Geistes. Der zunehmende Konkurrenzkampf und ständig wachsende Anforderungen verstärken die Notwendigkeit einer gesteigerten Konzentration. Wenn wir fragen, wodurch Stress hauptsächlich entsteht, dann ist die Antwort: durch unsere Gedanken! Sorgen und Befürchtungen, die viele in sich tragen, führen auf Dauer zu Ängsten und Verspannungen, die leicht chronisch werden. Jeder kennt diese Gedanken, die sich nicht vertreiben lassen. Sie sind wie quälende Geister, die nicht zu bändigen sind. Wer es versteht, seine Gedanken zu beruhigen, der kann auch seinen Körper beruhigen. Jeder Gedanke hat eine Resonanz im Körper – angenehme wie unangenehme. Fast jeder kann sich in seinen Gedanken eine Katastrophensituation vorstellen, sodass er in Panik verfällt. Er beginnt zu schwitzen, bekommt eine Gänsehaut, das Herz schlägt schneller, er hat ein flaues Gefühl im Magen usw. Dabei hat er sich die Katastrophe lediglich vorgestellt, tatsächlich hat sie nicht stattgefunden. Viele leiden unter Erwartungsängsten – sie haben ständig Befürchtungen, dass sie nicht genügen, dass unangenehme Dinge geschehen oder sonstige Nachteile eintreten könnten. Erst wenn es gelingt, diese Gedanken, die ständig im Innenraum unserer Psyche kreisen, zu beruhigen, kann auch unser Körper sich beruhigen.

Mithilfe von *Alpha-Relaxing* wird es Ihnen bald leicht gelingen, Ihre Gedanken zu beruhigen und selbst im stressigen Alltag »umzuschalten« auf Ruhe und Entspannung. Jeder kann lernen, die eigenen Gedanken zu beruhigen und schließlich sogar zum Stillstand zu bringen – vorübergehend zumindest. Während dies geschieht, erleben wir, wie der Körper sich entspannt. Ein wohliges Gefühl von Wärme und Schwere breitet sich aus. Entspannte Aufmerksamkeit ist das Ziel der Übung – nicht Schlaf.

Der entscheidende Vorteil von *Alpha-Relaxing* ist die Anwendung im Alltag. Schon nach kurzer Zeit werden unangenehme Gedanken oder Zustände beeinflusst. Selbst hartnäckige Symptome lassen sich beeinflussen oder zum Verschwinden bringen.

## Wie funktioniert *Alpha-Relaxing*? Anleitung

**Die Anwendung ist denkbar einfach:** Es geht immer wieder darum, sich Bereiche oder Räume in Ihrem Körper bzw. um Ihren Körper herum vorzustellen. Dadurch, dass Sie an Räume denken, wird Ihr Geist beruhigt und Ihr Denken zum Stillstand gebracht. Ihre Aufgabe besteht lediglich darin, die Aufmerksamkeit ungezwungen und gewaltfrei auf die angegeben Bereiche zu richten. Bei der Frage: »Können Sie sich den Raum zwischen Ihren Daumen und Zeigefingern vorstellen?« lassen Sie Ihre Fantasie zwanglos zwischen Ihren Daumen und Ihren Zeigefingern fließen und stellen sich den leeren Raum dazwischen vor. Dabei geht es nicht um ein Maß, etwa 4 cm, sondern Sie sollen den leeren Bereich einfach unangestrengt erfahren. Vielleicht können Sie zunächst nur einen kleinen Raum erfahren, der sich im Laufe der Übung verändert. Vielleicht wächst der Abstand, während Sie die Aufmerksamkeit aufrecht erhalten. Indem Sie Ihre Aufmerksamkeit auf Räume lenken, beruhigen Sie automatisch Ihren Geist.

Die Öffnung des Bewusstseins für alle Erfahrungen, während Sie sich den angegebenen Raum vorstellen, ist ein fortlaufender Prozess, der immer tiefer wird.

Die Aufmerksamkeit für den Raum zwischen Daumen

und Zeigefingern wird etwa 20 Sekunden aufrecht erhalten, dann erfolgt die nächste Frage, etwa: »Können Sie sich den Raum zwischen Zeigefinger und Mittelfinger vorstellen?« Die Reise führt durch den Körper. Mit vielen Bereichen Ihres Körpers, die Sie sich alle leer vorstellen, wird *Alpha-Relaxing* durchgeführt. Manchmal ist es auch der Raum zwischen Körperteilen oder um Körperteile herum.

Wenn Schwierigkeiten auftreten, sich einen Raum vorzustellen, sollten Sie sich davon nicht weiter irritieren lassen. Gehen Sie mit Ihrer Vorstellung immer wieder in den angegebenen Raum zurück. Wenn der Geist abschweift, sollte Sie dies nicht beunruhigen, sondern Sie kehren einfach mit Ihrer Aufmerksamkeit zurück zum Raum.

**Ein entscheidender Hinweis:** Treten störende Bilder oder Gefühle auf, wehren Sie sich nicht dagegen, sondern öffnen Sie den Raum weiter, immer weiter, sodass auch diese Dinge im Raum Platz finden. Lenken Sie immer wieder sanft und unangestrengt die Aufmerksamkeit auf den Bereich, der angegeben wird.

Versuchen Sie nicht »besonders gut zu sein«, dann setzen Sie sich selbst zu sehr unter Druck. Die Betonung liegt auf unangestrengt und einfach. *Alpha-Relaxing* ist weniger eine Leistung, sondern ein »Geschehenlassen«! Man ist einfach nur da – und sehr gelassen. Die Wirkung von *Alpha-Relaxing* wird bald sehr angenehm und wird daher immer wieder gesucht.

*Glauben Sie, dass Sie sich Räume gut vorstellen können!* Der Glaube ist die stärkste Energie im Menschen. Glaube kann Berge versetzen! Jeder hat die Fähigkeit, sich Dinge vorzustellen. Sich leere Räume vorzustellen ist absolut einfach, darin liegt das Geheimnis. Wer daran glaubt, dass er sich Räume gut vorstellen kann, wird mit *Alpha-Relaxing* sehr schnell Fortschritte machen. Diejenigen, die Schwierigkeiten mit *Alpha-Relaxing* hatten, glaubten in der Regel zunächst nicht daran, sich überhaupt Räume vorstellen zu können. Damit blockierten sie sich selbst. Erst nachdem sie sich vom Gegenteil überzeugt hatten, kamen sie gut mit ihren Übungen voran. Der Glaube wächst, während Sie üben, weil Sie die Wirkung spüren – glauben Sie daran, dass Sie immer leichter und besser mit *Alpha-Relaxing* weiterkommen. Sie spüren die entspannende Wirkung im Körper und können diesen Zustand bald in jeder Lebenslage herbeiführen.

Bewährt hat sich zweimaliges tägliches Üben mit einer Dauer von jeweils ca. 20 Minuten. Schon nach einer Woche ist *Alpha-Relaxing* bei den allermeisten hinreichend installiert, sodass sie mit der Anwendung in vielen Lebenslagen beginnen können.

Bei fortlaufender Übung werden Sie immer tiefer in die Räume eindringen mit dem Erfolg, das Gefühl für Raum und Zeit zu verlieren. Ihr Gehirn wird beginnen, sog. Alpha-Wellen zu produzieren, die sich mittels EEG sichtbar machen ließen. Es ist bekannt, dass diese Wellen sowohl auf die Psyche als auch auf den Körper besonders heilsam wirken. Mit zunehmender Übung können Sie gezielt beginnen, alle unangenehmen Empfindungen mit in den

Raum hineinzunehmen, besonders Ängste, psychischen und körperlichen Schmerz. Die heilsamen Alpha-Wellen lösen die unangenehmen Empfindungen auf.

Während es meistens leichter ist, zu Beginn des *Alpha-Relaxing*-Trainings die Augen zu schließen, sollten Sie bald dazu übergehen, *Alpha-Relaxing* auch mit halb geöffneten und schließlich mit offenen Augen durchzuführen.

Ziel ist es, zu jeder Zeit und an jedem Ort *Alpha-Relaxing* praktizieren zu können. Trainierte Personen haben ein Bewusstsein für den *Alpha-Relaxing-Zustand*. Sie können entscheiden, wann sie in diesen entspannten Zustand eintreten möchten. Sie können nach Bedarf von Konzentration auf Erholung umschalten.

*Einige Hinweise bevor Sie mit der ersten Übung beginnen:*

- Um niemanden zu irritieren, werden Sie in der Sie-Form angesprochen.
- Üben Sie möglichst zu den gleichen Tageszeiten.
- Sorgen Sie für ein angenehmes Raumklima und für warme Füße.
- Suchen Sie sich einen ruhigen Platz, wo Sie voraussichtlich nicht gestört werden.
- Am besten geeignet ist ein bequemer Stuhl, auf dem Sie aufrecht sitzen können.
- Behalten Sie mit den Füßen guten Bodenkontakt.
- Schließen Sie die Augen und hören Sie die Fragen.

Wie *Alpha-Relaxing* geübt wird, ist beliebig und ungefährlich. Jederzeit kann man mit der Übung beginnen und auch die Häufigkeit der Übungen ist den individuellen Vorlieben überlassen.

Zunächst sollten Sie sich mit *Alpha-Relaxing* vertraut machen und sich davon überzeugen, dass Sie gleich Erfolg haben. Fangen Sie mit der Übung »Handarbeit« an, dem zweiten Titel auf der CD. Die Hände sind außergewöhnlich sensible Körperteile: daher eignen sie sich für die ersten *Alpha-Relaxing*-Übungen besonders. Den Händen widmen wir stets eine große Aufmerksamkeit, auch wenn uns dies nicht immer bewusst ist.

Die Übung dauert ca. 8 Minuten und führt in der Regel bereits zu ersten deutlichen Anzeichen von Entspannung:

- Bei einigen stellt sich ein angenehmes Kribbeln ein. Dies ist ein Hinweis dafür, dass sie bereits auf dem richtigen Weg sind. Die Blutgefäße öffnen sich, die Durchblutung wird spürbar belebt – ein Zeichen für Entspannung.
- Andere fühlen, wie die Finger sich erwärmen, ebenfalls ein Hinweis dafür, dass *Alpha-Relaxing* funktioniert. Werden die Finger warm, bedeutet dies Entspannung, die sich letztlich auf den gesamten Körper auswirkt.
- Wieder andere beschreiben, dass in ihrer Wahrnehmung die Hände immer größer wurden: ein Zeichen dafür, dass sie sich Räume gut vorstellen können.
- Wieder andere treten bereits bei der ersten Übung in einen tiefen meditativen Zustand. Sie haben das Gefühl, zu schweben oder »weit weg« zu sein.

Danach können Sie mit der Übung »Kopfarbeit« fortfahren. Sie eignet sich für Menschen, die unter Spannungskopfschmerz (Migräne) leiden. Der Nackenbereich ist bei vielen für Verspannungen anfällig und wird daher besonders berücksichtigt.

Die »Reise durch den Körper« ist die zentrale Übungseinheit. Mit dieser Übung wird *Alpha-Relaxing* »installiert«. Die beiden ersten Übungen »Handarbeit« und »Kopfarbeit« wurden integriert.

Die Übung für Fortgeschrittene »Meditation« sollten Sie erst durchführen, wenn Sie bereits sicher und leicht in den *Alpha-Relaxing*-Zustand eintreten können. Sie ist auch als Kurzform geeignet, die Sie, wenn Ihnen die Reihenfolge bekannt ist, ohne die CD zu hören, zu jeder Zeit und an jedem beliebigen Ort einsetzen können.

Bedenken Sie, dass man etwa den Vorgang des Schwimmens erklären kann, aber das Entscheidende ist das Schwimmen selbst. Maßgeblich ist, dass Sie sich auf *Alpha-Relaxing* einlassen und mit den Übungen beginnen!

Nur Wenige haben bei ihrer ersten *Alpha-Relaxing*-Übung keine oder unangenehme Erfahrungen. Meist liegt es daran, dass mit zu großem inneren Druck gearbeitet wird. Die Fähigkeit in einen entspannten Zustand zu gelangen, ist von Mensch zu Mensch unterschiedlich. Meist gilt die Formel, dass diejenigen, die schlechter in einen entspannten meditativen Zustand gelangen, einen größeren Bedarf haben. Das Risiko, dass sie psychosomatische Krankheiten erleben müssen, ist bei ihnen besonders hoch.

Nachdem Sie sich mit *Alpha-Relaxing* vertraut gemacht haben, sollten Sie sich dafür entscheiden, diese Methode in Ihr Leben zu integrieren. Fast alle Menschen tun viel für die Verbesserung ihrer äußeren Lebensqualität, etwa indem sie ihre Wohnung schmücken oder ein neues Auto kaufen; viel Geld und Energie werden dafür eingesetzt. Entscheidender ist jedoch, dass Sie in die Verbesserung Ihrer inneren Lebensqualität investieren. Ausgeglichenheit und Zufriedenheit sind nur ›von innen‹ herzustellen und mit Geld nicht zu kaufen. Vielen Krankheiten kann so vorgebeugt werden.

## Erste Phase

Während einer ersten Intensivphase wird *Alpha-Relaxing* »installiert«. So wie man einen Computer zunächst mit dem richtigen Programm versorgen muss, sollte *Alpha-Relaxing* zu einem »Programm im Gehirn« werden. Die »Installation« von *Alpha-Relaxing* ist denkbar angenehm; aber anders als bei einem PC, der in aller Regel nur einmal programmiert werden muss, damit das Programm benutzt werden kann, wird die Übungs-CD zweimal täglich zwanzig Minuten abgehört. Dies ist keine verlorene Zeit. Bald wird sich die wohltuende, tiefe Erholung einstellen. Als Übungszeit eignen sich alle Tageszeiten, besonders jedoch der Morgen und der Abend, allerdings vor den Mahlzeiten. Nach der Mahlzeit ist eine gewisse Schläfrigkeit und Trägheit vorhanden, die der Aufmerksamkeit entgegenwirkt. Wenn Sie müde sind, kann es vorkommen, dass Sie einschlafen. Dies ist nicht schlimm, denn gegen erholsamen

Schlaf ist wenig einzuwenden; der Übungseffekt bleibt so allerdings aus. *Alpha-Relaxing* ist ein Entspannungs- und Aufmerksamkeitstraining, dazu sollten Sie wach und gesammelt sein. Wenn Sie immer wieder einschlafen, sollten Sie Ihre Körperhaltung verändern, etwa aufrecht sitzen oder stehen. Nach ca. einer Woche hat bei regelmäßigem Üben eine genügend tiefe Integration des *Alpha-Relaxing* stattgefunden, sodass in Phase zwei eingetreten werden kann. Die täglichen Übungen sollten jedoch unbedingt beibehalten werden. Dabei werden Sie spüren, dass sich die Wirkung von *Alpha-Relaxing* immer weiter vertieft.

### Zweite Phase

In Phase zwei geht es darum, *Alpha-Relaxing* in den persönlichen Alltag zu installieren. Schon während der intensiven ersten Phase wird es zunehmend möglich, die Gedanken spielerisch zu beruhigen und tiefe Entspannung zu erleben. Eine deutliche Wahrnehmung von Anspannung kennt nur derjenige, der tiefe Entspannung kennt. Dieser Zustand wurde bei *Alpha-Relaxing* leicht erreicht. Während der zweiten Phase lernt jeder, *Alpha-Relaxing* auch mit geöffneten Augen anzuwenden: zunächst in Situationen wo dies leicht fällt, etwa bei einem Spaziergang oder bei der Betrachtung eines Bildes. Ohne Anstrengung wird durch *Alpha-Relaxing* der Blick erweitert; dabei wird meist die Aura, das Energiefeld einer Person oder eines Gegenstandes, sichtbar.

Bei fortschreitender Übung wird es möglich, in jeder beliebigen Situation auf *Alpha-Relaxing* umzuschalten. Wie in den verschiedenen Fallbeispielen beschrieben, werden unangenehme Gefühle bearbeitet, schädlicher Stress vermieden und Angst und Schmerz reduziert.

**Dritte Phase**

*Alpha-Relaxing* ist sicher installiert und zu einem zuverlässigen Bestandteil der Handlungsmöglichkeiten geworden. Sollte der routinierte Umgang mit *Alpha-Relaxing* im Alltag verloren gehen, kann jederzeit eine Intensivphase zur Auffrischung eingelegt werden. Besser ist jedoch eine kontinuierliche Praxis mit *Alpha-Relaxing*. Dazu soll ausdrücklich ermutigt werden.

Unter *Alpha-Relaxing und Meditation* finden Sie in diesem Buch Hinweise, wie Sie *Alpha-Relaxing* als Meditationsmethode Gewinn bringend einsetzen können. Der kontinuierliche *Alpha-Relaxing*-Prozess verändert und verbessert Ihr Leben nachhaltig.

Wer in die dritte Phase eingetreten ist, wird besonderes Interesse an der letzten Übung auf der CD haben. Die Meditation in den leeren Raum hinein ist ein leichter Einstieg in eine persönliche Meditationspraxis.

# Einige Aussagen zu *Alpha-Relaxing*

- ***Alpha-Relaxing* lässt sich leicht erlernen.**

Jeder kann *Alpha-Relaxing* lernen. Voraussetzung ist, die CD regelmäßig zu hören und den Fragen, die gestellt werden, nachzugehen. Die Fragen beziehen sich immer nur darauf, sich leere Räume vorzustellen. Dies gewaltlos und unangestrengt zu tun ist eine einfache Übung.

- ***Alpha-Relaxing* ist ein sanfter Ansatz – speziell für den modernen Menschen.**

Beim *Alpha-Relaxing* werden immer neue »Meditationsgegenstände« angesagt, sodass es einfach ist, sich neu zu sammeln. Die Aufmerksamkeit wird trainiert, und nach kurzer Zeit begibt sich das Gehirn in den Alpha-Status, bekanntlich ein heilsamer Zustand. Mithilfe von Biofeedback, z. B. EEG-Kontrolle kann das Training noch effektiver werden. Dies ist jedoch sehr aufwändig und erscheint nur in schwierigen Fällen erforderlich. In aller Regel reicht die Übungs-CD, um nachhaltige Erfolge zu erzielen.

Für unsere hektische Zeit ist *Alpha-Relaxing* eine leicht zugängliche Quelle der Erholung.

- ***Alpha-Relaxing* bewirkt Symptomlinderung und zerstreut störende Empfindungen und Erfahrungen.**

Die Ergebnisse, die mit *Alpha-Relaxing* erzielt werden, sind immer wieder außergewöhnlich. Viele, auch hartnäckige und chronische Symptome, verschwinden – oft zur großen Überraschung der Betroffenen. *Alpha-Relaxing* kann der Trainierte in jeder Lebenslage einsetzen.

- **Langeweile, Schmerz, Widerstand, Spannung, Angst werden akzeptiert und durch heilsame Alpha-Wellen aufgelöst.**

Viele Menschen leiden an den typischen Symptomen unserer hektischen Zeit. Mit *Alpha-Relaxing* wird ihnen eine Methode an die Hand gegeben, die sie jederzeit einsetzen können. Wer versucht, sich gegen unangenehme Gefühle aufzulehnen, sie löschen oder verdrängen möchte, wird die Erfahrung gemacht haben, dass dies meist zu einer Verstärkung der Symptome führt, wie dies auch in folgendem Beispiel zu erkennen ist:

*Ein Meditationsmeister gab seinem Schüler den Auftrag, nicht an den Affen zu denken. Nach zwei Tagen kam der völlig verstörte Schüler zu seinem Meister und bat ihn inständig, ihm den Baum voller Affen in seinem Kopf endlich abzunehmen.*

Druck erzeugt Gegendruck! Indem wir versuchen, mit Gewalt eine innere Veränderung zu schaffen, setzen wir einen Teufelskreis in Bewegung. Was wir bekämpfen, wird verstärkt. *Alpha-Relaxing* ist gewaltlos und verstärkt die Symptome nicht! Im Gegenteil: dadurch, dass sie mit hineingenommen werden in den Raum – der Raum immer größer wird, sodass auch diese unangenehmen Gefühle hier Platz finden – werden sie sich auflösen. Selbst chronische Schmerzen wurden mit *Alpha-Relaxing* wirksam behandelt.

- ***Alpha-Relaxing* führt zu Alpha-Aktivität des Gehirns mit hoher Amplitude.**

Die Aktivität im Gehirn verändert sich nachweislich. Dies wurde mittels EEG festgestellt. Unser Gehirn erzeugt minimale elektrische Wellen, die im Elektroenzephalogramm sichtbar gemacht werden können. Während des Tiefschlafs wird eine typische Wellenform beobachtet, die sich extrem von der unterscheidet, die ein Mensch z. B. während einer aufregenden Fernsehsendung hat. Das Schaubild zeigt vereinfacht unterschiedlich typische Wellenformen.

| Gehirn-wellen | Frequenz | mentale Zustände | idealisierte EEG-Aufzeichnung |
|---|---|---|---|
| BETA | über 13 Hz | – Anstrengung<br>– Erregung<br>– Angst<br>– Konzentration<br>– Aufmerksam-keit | 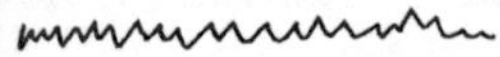 |
| ALPHA | 8–13 Hz | – entspannte Wachheit<br>– meditative Zustände<br>– Vertieftsein<br>– *Alpha-Relaxing* | 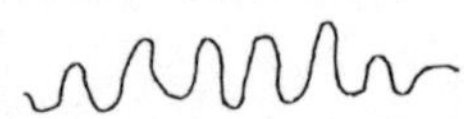 |
| THETA | 4–8 Hz | – Schläfrigkeit<br>– Tagträumen<br>– Bildvor-stellungen<br>– tiefe Meditation<br>– *Alpha-Relaxing* | 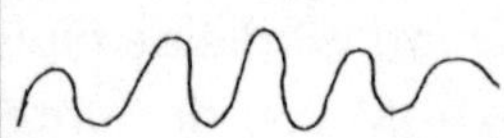 |
| DELTA | 1–4 Hz | – Schlaf | 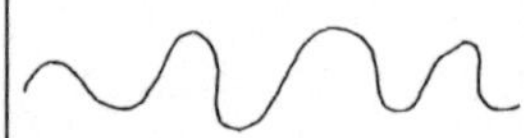 |

*Abbildung: Vier verschiedene Gehirnwellen-Aktivitäten sind in idealisierter Form dargestellt. Durch Alpha-Relaxing sinkt die Frequenz, und die Wellenamplitude wird größer. So genannte Alpha- und Theta-Wellen werden mit Alpha-Relaxing erreicht. Vergl.: Lester Fehmi, Fern Selzer: Biofeedback und Aufmerksamkeitstraining.*

Wer *Alpha-Relaxing* trainiert, verändert die Frequenz seiner Gehirnwellen. Insbesondere ist das Erreichen der heilsamen Alpha-Wellen Ziel der Übung.

- ***Alpha-Relaxing* führt zum Verlust des Subjekt-Objekt-Bewusstseins und der Übende tritt in einen »Nicht-Zeit-Zustand«.**

Mit *Alpha-Relaxing* werden immer wieder tiefe meditative Zustände erreicht. Der Übende verliert die Orientierung und kann sich nicht mehr selbst wahrnehmen. Er befindet sich im Zustand der Versenkung. Ruhe, Zufriedenheit und Energie werden verstärkt. Das Immunsystem wird gestärkt.

- **Die Handtemperatur steigt an, obwohl Wärme nicht suggeriert wird.**

An einfachen Signalen kann der Übende erkennen, dass er auf dem richtigen Weg ist. Obwohl Wärme nicht suggeriert wird, steigt die Handtemperatur, wenn *Alpha-Relaxing* im Bereich der Hände geübt wird. Die Blutgefäße entspannen sich, die Durchblutung verbessert sich, die Folge ist die Erwärmung der Hände, dies ist messbar.

- **Es tritt eine allgemeine Muskelentspannung ein, obwohl Entspannung nicht suggeriert wird**

*Alpha-Relaxing* ist tiefe Erholung für Geist und Körper. Die gesamte Muskulatur entspannt sich spürbar. Dies ist mithilfe des EMG, einem Messgerät zur Erfassung der Muskelspannung nachweisbar. Während der *Alpha-Relaxing*-Übung setzt merklich Entspannung ein und hält auch nach Übungsende an. Die unmerkliche Muskelanspannung, die wir beispielsweise in Stress-Situationen aufbauen, führt letztlich zu den belastenden Symptomen, die als psychosomatische Krankheiten bekannt sind.

- **Ein zu hoher Blutdruck normalisiert sich.**

Bluthochdruck ist ein typisches Stress-Symptom, das zu Langzeitschäden führt. Hirn- und Herzinfarkt werden wahrscheinlicher. Die Entspannung der Blutgefäße bewirkt eine Normalisierung des Blutdrucks, wenn dieser zuvor zu hoch war.

- ***Alpha-Relaxing* führt zur Anhebung des allgemeinen Wohlbefindens.**

Wer längere Zeit mit *Alpha-Relaxing* arbeitet, erlebt eine Anhebung des allgemeinen Wohlbefindens. Er ist dem alltäglichen Stress nicht mehr ohnmächtig ausgeliefert. Die Fähigkeit, die eigenen Gedanken zu beruhigen, führt zu einer allgemeinen Verbesserung der Lebensqualität. Konflikte werden gelassener bewältigt. Die innere Anspannung ist nur noch stärker, wenn dies sinnvoll und erforderlich ist, etwa bei der Erledigung geistiger Tätigkeiten.

- ***Alpha-Relaxing* führt zu geistiger Klarheit; Angst und Anspannung werden verringert.**

Viele leiden unter Nervosität, Hektik, Erfolgsdruck, Terminnot, Sorgen, usw. Regelmäßiges Üben verändert die inneren Prozesse. Bei *Alpha-Relaxing* wird der »innere Blick« weiter und Gelassenheit in allen Lebenslagen möglich. Die vielen subtilen Ängste, die den Alltag begleiten, werden meist wenig beachtet oder wahrgenommen. Da ist die Angst, zu spät zu kommen, überholt zu werden, gekränkt zu werden, nicht perfekt zu sein, etwas Unpassendes zu sagen usw. Man hat sich an die Ängste gewöhnt und baut permanent Spannungen auf. Dies führt zu Ermüdung und schließlich zu Erschöpfung und Krankheit.

- **Unterschiedliche Arten von Schmerz lösen sich auf.**

Wahrscheinlich ist das Überraschendste an *Alpha-Relaxing* die Beseitigung von Schmerzgefühlen. Ist *Alpha-Relaxing* gut trainiert, gelingt es oft, Schmerz aufzulösen. Dies ist sicher leichter nachzuvollziehen von jemandem, der *Alpha-Relaxing* bereits beherrscht. Man stellt sich vor, dass der Schmerz Bestandteil des Raumes wird, in dem er gespürt wird: im Kopf, im Fuß, im Nacken, in den Schultern, in den Gelenken usw. Die angrenzenden Räume können problemlos hinzugenommen werden, etwa bei Kopfschmerz Hals und Schultern. Der Schmerz wird nicht zurückgedrängt (dies würde ihn verstärken!), sondern akzeptiert und angenommen. Alpha-Wellen lösen Stress und Schmerz auf.

Schmerzen, deren Ursache Verspannungen sind, lassen sich mit *Alpha-Relaxing* besonders gut behandeln und zum Verschwinden bringen, weil *Alpha-Relaxing* an der Wurzel, an der Verspannung ansetzt. Andere Schmerzen, die auf Entzündungen oder Brüchen basieren, lassen sich zumindest lindern, da Schmerz immer eine Verkrampfung bewirkt, die zu einer Verstärkung der Schmerzsymptome führt. Gut trainierten und begabten Personen gelingt auch bei den letztgenannten Schmerzformen eine Anästhesierung.

- **Oft verschwinden klinische Symptome.**

So wie Schmerz zum Verschwinden gebracht wird, gelingt mit *Alpha-Relaxing* häufig die Beseitigung von klinischen Symptomen. Dazu gehören Angststörungen, Migräne, Bluthochdruck, nervöse Beschwerden usw. Günstigen Einfluss lässt sich mit *Alpha-Relaxing* auf jede Form von Gefäßverengungen nehmen (z. B. Angina Pectoris).

- **Der *Alpha-Relaxing*-Prozess wird zum Bestandteil des täglichen Lebens, weil durch die Übung ein Bewusstsein für Anspannung erreicht wird und es dem Übenden möglich wird, wann immer er dies wünscht, auf Entspannung »umzuschalten«.**

Nachdem zunächst eine intensive Übungsphase durchlaufen wurde, ist es leicht, *Alpha-Relaxing* in den Alltag zu integrieren. In vielen Lebenssituationen ist Anspannung oder Hochspannung nicht notwendig. Trainierte Personen sind in der Lage, mit geöffneten Augen ihre Gedanken zu beruhigen und so auf Entspannung umzuschalten. Damit wird der Trainingsprozess aktualisiert, verstärkt und verbessert. »Learning by Doing« ist das Motto.

- **Die Stärkung des Urvertrauens**

Die fortlaufende Praxis mit *Alpha-Relaxing* wird das Urvertrauen in die Welt stärken. Viele haben während der frühen Kindheit nicht genügend Sicherheit, Wärme, Liebe und Zuwendung erfahren. Dieses Grundgefühl, unterversorgt zu sein, haben sie auch als Erwachsene. Eine weitere Folge sind Unsicherheit und Angst, die sich in vielen Lebenslagen einstellen. Bleibt die Suche nach Halt, Sicherheit und Vertrauen unbefriedigend, werden Scheinlösungen gesucht wie die Flucht in Alkohol, Medikamente, Drogen, Essen oder abhängige Beziehungen.

Während der *Alpha-Relaxing*-Übung fühlen wir uns wohlig, entspannt und vollkommen sicher, etwa so wie ein kleines Kind, das zufrieden und satt in den Armen der Mutter liegt. Je tiefer wir entspannen, desto besser geraten wir in diese wohlige Gelöstheit. Die gesamte Persönlichkeit wird beeinflusst: Angst, Sorgen, negative Gedanken fallen ab. Positive Gefühle wie Liebe, Geliebtwerden und Zuneigung werden im *Alpha-Relaxing*-Zustand wie von selbst erfahren, weil sie im Zustand tiefer Versenkung vorhanden sind. Dieses Gefühl hält auch nach der Übung eine Zeit lang an und stärkt so das Grundvertrauen. Ruhe und Kraft, die während und nach der Übung erfahren werden, lassen die Bereitschaft zur Stressreaktion geringer werden. Stattdessen erleben wir mehr Ausgeglichenheit und innere Sicherheit. (Siehe auch: *Alpha-Relaxing* und Meditation)

- ***Alpha-Relaxing* löst Narzissmus auf.**

Jeder strebt nach Bedeutung, das ist menschlich. Narzissmus heißt Selbstliebe, und darüber sollte jeder Mensch möglichst verfügen. Selbstliebe ist die Voraussetzung dafür, andere überhaupt lieben zu können.

Unter Narzissmus wird meist eine übertriebene, eine kranke Form der Selbstliebe verstanden. Das Drama ist, dass narzisstisch gestörte Menschen sich nicht genügend selbst lieben können. Ihre übertriebene Sucht nach Selbstdarstellung, Bewunderung und Grandiosität ist ein Ausdruck ihres inneren Mangels. So ist es nicht gelungen, Selbstliebe in ausreichender Weise aufzunehmen: Defizite, die meist in früher Kindheit als Folge einer unzureichenden oder gestörten Mutter-Kind-Beziehung entstanden sind.

Das bei narzisstisch gestörten Menschen extrem zerrüttete Selbstwertgefühl äußert sich in übertriebener Sucht nach Anerkennung. Bei vielen Menschen ist dies in weniger starker Weise vorhanden. Selbstwertprobleme sind in einer Konkurrenzgesellschaft häufig, und fast jeder ist mehr oder weniger betroffen. Die Folge sind Unzufriedenheit, Angst, nicht zu genügen, der Drang, perfekt zu sein, übertriebenes Konkurrenzdenken, Angst vor Kritik, Depressionen, Panikattacken, Angststörungen usw. Körperlich führen diese Probleme zu Verspannungen, etwa

Spannungskopfschmerzen (Migräne), zu psychosomatischen Krankheiten, zur Schwächung des Immunsystems. Damit wird wiederum die Wahrscheinlichkeit größer, dass Krankheiten entstehen.

Der sanfte Ansatz des *Alpha-Relaxing* fördert die innere Zufriedenheit mit sich selbst. Die Quelle der Lebensfreude sprießt, einfach weil man da ist. Gelassenheit und Liebe treten an die Stelle von Selbstbezogenheit.

**Mögliche Komplikationen**

Wie bei allen tieferen Meditationstechniken kann es zu »Freisetzungsphänomenen« kommen. Dies bedeutet nichts weiter, als dass sich alter Stress löst. Dies äußert sich z. B. in Form von Zittern, Zucken der Muskeln, Schwitzen, stechenden Schmerzen, Schaudern, Schweißausbrüchen, Angst, Müdigkeit, Jucken der Haut, Nervosität, Gereiztheit, Ärger, Wut, Depression usw. Manchmal schmerzen alte Operationsnarben. Dies alles sind Reaktionen des Unbewussten, die Sie nicht beunruhigen müssen. Im Gegenteil: Bestimmte Dinge wurden verdrängt, die es mithilfe von *Alpha-Relaxing* zu integrieren gilt. *Dies gelingt einfach, indem man die unangenehmen Gefühle mit in den Raum hineinnimmt, wo sie von selbst verschwinden.* Der Übende öffnet den Raum weiter, sodass die unangenehmen Reaktionen des Körpers auch noch Platz darin finden. Dadurch erfolgt eine körperliche »Abreaktion«, quasi eine Reinigung von altem Stress.

Aber – keine Angst – diese unangenehmen Erfahrungen treten nicht immer und meist auch nicht extrem auf. Allerdings sind sie als Entstressungssymptome äußerst nützlich, da sie nur abgebaut werden können, wenn wir sie integrieren, wie dies mit *Alpha-Relaxing* möglich ist. Die Alternative wäre, sie weiter zu verdrängen, was letztlich bedeutet, viel Energie für den Verdrängungsprozess aufwenden zu müssen.

Das Lösen alten Stresses findet nicht nur, während Sie *Alpha-Relaxing* durchführen, statt, sondern auch zwischen den Übungen. Es kann sein, dass Sie nach einer tiefen *Alpha-Relaxing*-Übung, die sie als sehr beruhigend und wohltuend erlebten, gereizt und ein wenig verstimmt sind. Bis dahin unterdrückte Gefühle brechen durch und entladen sich. Umgekehrt können nach Wut und Ärger während der Übung anschließend Heiterkeit und Gelöstheit eintreten. Manchmal führt *Alpha-Relaxing* über einen »Entschlackungsprozess« zu mehr Tiefenentspannung und Gelassenheit.

Das Verdrängen unangenehmer Gefühle ist ein verbreitetes Problem unserer Gesellschaft. Wut, Ärger, Trauer, Scham, Angst werden schon früh unterdrückt. Die Lebensenergien können nicht mehr frei fließen. Nicht selten sind Gefühle so stark blockiert, dass der Zugang zu ihnen verloren geht. [Vgl. H.-P. Röhr (1999). Besonders sei das Kapitel »Der Gefühlsbaum« empfohlen, das die Entstehung von Gefühlsblockaden erklärt.] *Alpha-Relaxing* macht uns wieder sensibler für unsere Gefühle. Es kann sein, dass wir Ärger im Alltag wieder deutlicher spüren, dass Trauer und Mitgefühl stärker möglich sind. Eine Vertiefung dieser Gefühle führt auch dazu, dass echte Freude wieder fühlbar und die natürliche Person entfaltet wird.

*Alpha-Relaxing* ist wie andere Entspannungsverfahren, etwa Autogenes Training, völlig ungefährlich. Autor und Verlag übernehmen keinerlei Haftung für vermeintliche oder tatsächliche Folgen. Im Zweifelsfall gibt Ihr Hausarzt Ihnen Auskunft.

### Wichtiger Hinweis

Wie alle Entspannungsverfahren ist auch *Alpha-Relaxing* für Epileptiker (möglicherweise krampfauslösend) und Psychotiker (möglicherweise schubauslösend) nicht geeignet.

Selbstverständlich sollten Sie die Übungs-CD nicht abhören, wenn Sie ein Fahrzeug führen oder einer sonstigen Tätigkeit nachgehen, die Ihre volle Aufmerksamkeit erfordert.

# *Alpha-Relaxing* und Stress

»Manchmal bin ich so gereizt, dass ich bei der geringsten Kleinigkeit explodiere.« Wer kennt solche und ähnliche Sätze nicht auch von sich selbst? Oder: »... wenn ich von der Arbeit komme, bin ich zunächst nicht ansprechbar.« »Der Lärm nagt an meinen Nerven.« »Ich bekomme keine Luft mehr, ich könnte die Wände hochgehen, ich fühle mich wie ein Pulverfass«. Dabei ist eine gewisse Anspannung und Aufregung für unser Leben wichtig. Dies hat der Kanadische Stressforscher Hans Selye überzeugend nachweisen können. So genannter »Eustress« wird von vielen Menschen besonders in der Spaß- und Erlebnisgesellschaft immer wieder gesucht. Wenn von Stress die Rede ist, dann meist von der schädlichen Form, die als »Distress« bezeichnet wird. Tatsächlich ist Distress das Grundübel unserer Zeit, der Verursacher vieler körperlicher und psychischer Krankheiten.

Die Fähigkeit, mit Stress umzugehen, ist von Person zu Person unterschiedlich. Das, was den einen noch anregt und begeistert, ist für den anderen eine schlimme Form von Distress, die ihn aufregt und überfordert.

*Was geschieht in unserem Körper, wenn wir gestresst sind?* Unser Geist hat sich in den letzten Jahrtausenden wesentlich weiterentwickelt und ausgeprägt. Unser Körper ist hingegen in der Steinzeit stehen geblieben. Wenn etwas gefährlich wird, dann reagiert er mit Kampf oder Flucht. Dies war in der Vorzeit die richtige Reaktion auf Gefahr. Damit der Steinzeitmensch schnell und angemessen auf eine Gefahrensituation reagieren konnte, war es wichtig, dass der Körper die notwendigen Veränderungen vornahm.

Geraten wir etwa in einen Verkehrsstau und befürchten, einen wichtigen Termin zu versäumen, reagiert der Körper immer noch wie in grauer Vorzeit. Über den Hormonhaushalt findet eine allgemeine Mobilisierung statt. Der emotionale Druck wächst, und viele Körperfunktionen verändern sich: Der Blutdruck steigt, das Herz schlägt schneller, die Atmung wird beschleunigt, die Körpertemperatur steigt an, und der Muskeltonus wird erhöht. Der Körper befindet sich im Alarmzustand – wie in einer Kampfsituation. Während der Steinzeitmensch sich mit Flucht oder Kampf abreagieren konnte, müssen wir im engen Auto sitzen bleiben und ertragen, wie der innere Druck immer stärker wird. In einer solchen Situation erleben die meisten eine unangenehme Steigerung von Stress, der sich körperlich spürbar äußert durch: Anspannung, innere Unruhe, Unkonzentriertheit (in einer solchen Situation ist das Unfallrisiko um ein Vielfaches gesteigert), Reizbarkeit, Jucken, Schwitzen, Angst, Wut usw. Diese Vorgänge führen auf Dauer zu stressbedingten Symptomen und Krankheiten, da die körperliche Abreaktion des psychisch-hormonalen Stresses nicht möglich ist.

Stress lässt sich mit *Alpha-Relaxing* gezielt bearbeiten. Geübte Personen, die in einer solchen Situation, die sie nicht verändern können, *Alpha-Relaxing* anwenden, werden diese viel leichter bewältigen, weil sie ihre Unruhe mit hineinnehmen in den Raum, auf den sie gerade ihre Aufmerksamkeit richten. Damit sind sie in der Lage, Stress wirksam entgegenzutreten und die Körperreaktionen zu beeinflussen. Letztlich reicht es nicht aus, Stress, der sich im Körper aufgebaut hat, im Anschluss etwa durch Joggen, Spielen, Holzhacken oder Sport abzubauen. Besser ist immer die direkte Beeinflussung der Stress-Situation.

*Alpha-Relaxing* eignet sich hervorragend, um überflüssigen Stress zu vermeiden. Dazu einige Anregungen: Zunächst sollten Sie sich mit dem Gelassenheitsspruch von Friedrich Oetinger vertraut machen.

### Der Gelassenheitsspruch

Er ist genial einfach und klar, sodass er für jede Lebenslage zur Richtlinie werden kann. Er lautet:

*Gott gebe mir die Gelassenheit, Dinge zu ertragen, die ich nicht ändern kann;*
*den Mut, sie zu ändern, wenn ich es kann;*
*und die Weisheit, das eine vom andern zu unterscheiden.*

Wenn wir versuchen, Dinge zu ändern, die nicht zu ändern sind, entsteht Stress. Der Partner lässt sich ebenso wenig ändern wie das Wetter, die Verspätung der Eisenbahn, der Stau im Feierabendverkehr usw. Sich darüber zu ärgern ist überflüssig – vergeudete Lebensenergie. Manchem ist es zur Angewohnheit geworden, sich über diese oder ähnliche Dinge zu ärgern, obwohl die Logik ihm sagt, dass dies eigentlich vergeblich ist. Werden wir uns dieser Situationen bewusst, sollten wir uns bemühen, den überflüssigen Stress zu vermeiden. Indem wir *Alpha-Relaxing* anwenden und den Ärger mit in den Raum hineinnehmen, verschwindet er.

Wie vieles, so lässt sich *Alpha-Relaxing* auch missbrauchen. Der zweite Satz des Gelassenheitsspruchs ist von gleicher Bedeutung wie der erste. Wenn wir Dinge ändern können, dann sollten wir den Mut haben, dies zu tun. Zu einem erfüllten Leben gehört, sich nicht zu verstecken. Mit *Alpha-Relaxing* könnte man zu einer gewissen Gleichgültigkeit gelangen, die auch den Mut zur Veränderung nicht mehr braucht. Richtiger ist *Alpha-Relaxing* eingesetzt, wenn unrealistische Ängste, die mutiges Handeln behindern, bearbeitet werden. Nehmen Sie auch Ihre Ängste und Befürchtungen bewusst mit hinein in den Raum, und Sie werden spüren, wie Sie selbstsicherer werden.

Der dritte Satz des Gelassenheitsspruchs fordert zur Bewusstheit auf. Was ist unabänderlich? Was sollten wir tun, wenn wir etwas ändern können?

# Die Bearbeitung emotionaler Probleme

## Vom Umgang mit Ärger und anderen unliebsamen Gefühlen

Der positive Umgang mit Ärger ist für die seelische Gesundheit von großer Bedeutung. Manche Psychologen waren der Meinung, dass es richtig sei, Ärger immer spontan zu äußern. Diese Ansicht hat sich als nicht immer passend erwiesen. Wer seinen Ärger ständig unvermittelt äußert, bekommt rasch Probleme mit seinen Mitmenschen; außerdem wird er viel zu viel Ärgerenergie produzieren. Soziale Kompetenz zeigt sich nicht zuletzt im gekonnten Umgang mit Ärger. Die Energie, die durch Ärger immer frei wird, will geschickt gemanagt werden. Sie wird positiv umgesetzt, wenn es darum geht, berechtigte eigene Bedürfnisse in einer angemessenen Form durchzusetzen. Sie wird negativ eingesetzt, wenn die Bedürfnisse anderer missachtet werden bzw. andere abgewertet werden. Eine besonders destruktive Form ist weit verbreitet: Ärger in Form von Selbstabwertung richtet der Mensch immer wieder gegen sich selbst. Depressive Gefühle sind die zwangsläufige Folge.

Mit *Alpha-Relaxing* lassen sich alle Gefühle bearbeiten: »Druck im Kopf«, ein »dicker Hals«, »Wut im Bauch« oder »Ärger zum Platzen«. Für trainierte Personen ist dies kein

Problem. Sie lenken ihre Aufmerksamkeit einfach auf den Raum in dem Körperbereich, wo sich diese Gefühle bemerkbar machen. Heilsame Alpha-Wellen lösen die unliebsamen Gefühle auf. Wie leicht es ist, zu veränderten Emotionen zu gelangen, kann nur von jemandem nachvollzogen werden, der *Alpha-Relaxing* praktiziert. [Zur weiteren Vertiefung des Umgangs mit unangenehmen Gefühlen und zu der Frage, wie wir unser persönliches Glück blockieren, vgl. H.-P. Röhr (2001)].

## Fallbeispiele

Mit *Alpha-Relaxing* können emotionale Probleme gezielt bearbeitet werden. In den folgenden Fallbeispielen sind z. T. schwer wiegende psychische Störungen beschrieben. Psychotherapeutische Prozesse können mit *Alpha-Relaxing* wirkungsvoll beschleunigt werden. Ausdrücklich sei betont, dass andere Therapieverfahren nicht ausgeschlossen werden: etwa psychoanalytisch orientierte Therapie, Gesprächstherapie, Verhaltenstherapie, Ernährungsberatung usw.

*Herr K. hatte seinen Arbeitsplatz verloren. Da er mit der Kränkung nicht fertig wurde, unternahm er einen Selbstmordversuch, der glücklicherweise scheiterte. Als er die Verzweiflung seiner Ehefrau über sein Vorgehen erkannte, bereute er seine Tat und arbeitete mit Nachdruck an seiner psychischen Gesundung. Nach dem Sui-*

*zidversuch waren starke Ängste entstanden, die er zuvor nicht kannte: Angst vor weiten Plätzen (Agoraphobie), vor engen Räumen (Klaustrophobie), vor Wasser und vor Menschenansammlungen. Er zog sich in seine Wohnung zurück und traute sich nicht mehr auf die Straße. Seine Ängste wurden immer stärker.*
*In der Klinik wurde er mit Alpha-Relaxing vertraut gemacht und trainiert. Schon bei der zweiten Übung erlebte er Entspannung und Angstfreiheit, die er bis dahin nicht mehr kannte.*
*Er wurde angewiesen, Alpha-Relaxing zweimal täglich 20 Minuten zu üben. Er lernte, wann immer er wollte, in den Alpha-Relaxing-Zustand einzutreten. Dies setzte er immer dann ein, wenn er befürchtete, wieder Angst zu bekommen. Er gewann an Sicherheit und verlor seine Ängste zunehmend. Nach drei Wochen waren sie weitgehend verschwunden. Entscheidend war, dass Herr K. mithilfe von Alpha-Relaxing auf die ängstigenden Situationen zuging. Er traute sich wieder ins Schwimmbad, konnte wieder öffentliche Verkehrsmittel und den Fahrstuhl benutzen. Er berichtete von Wohlbefinden und tiefer Erholung während der Übungen. Lediglich als es darum ging, einen überfüllten Raum zu betreten, war er zurückgewichen. Sein erklärtes Ziel war es, auch diese Ängste zu bewältigen.*

*Alpha-Relaxing* eignet sich ebenfalls zur Bearbeitung unangenehmer Gefühle. Voraussetzung ist ein gutes Training, sodass Sie in jeder beliebigen Situation und zu jeder Zeit leicht in den *Alpha-Relaxing*-Zustand eintreten können.

*Herr P. entwickelte nach einiger Zeit der Alpha-Relaxing-Übung eine deutliche Wahrnehmung für seine innere Befindlichkeit. Er spürte, wenn er sich selbst unter Druck setzte. Solange er sich zurückerinnern konnte, hatte er immer das Gefühl, nicht zu genügen und den ständigen Drang, mehr tun zu müssen. Er litt unter nervösen Beschwerden wie Herzklopfen, Bluthochdruck und innerer Unruhe. Sein ständiges Verlangen, sich irgendwie zu betätigen, war für seine Mitmenschen manchmal belastend.*

*Indem er den Druck, den er selbst verursachte, deutlicher wahrnahm, konnte er ihn mithilfe von Alpha-Relaxing auflösen. Er nahm ihn einfach hinein in den Raum. Damit hatte er ein wirksames Instrument, seine emotionale Befindlichkeit zu verändern.*

Es ist in aller Regel nicht ausreichend zu wissen, wie dieser innere Druck entstanden ist: etwa durch die Erziehungshaltung der Eltern, die immer mehr und mehr erwarteten, oder durch Konkurrenz mit Geschwistern, die besser angesehen waren, usw. Dies erkannt zu haben, etwa im Rahmen von Therapie und Selbsterfahrung, ist wertvoll und wichtig, weil es zum Selbstbewusstsein gehört. Entscheidend ist jedoch, dann eine tatsächliche Veränderung möglich werden zu lassen. Die Arbeit mit *Alpha-Relaxing* führt zu einer Korrektur im Hier und Jetzt.

*Frau O. litt unter dem Problem, leicht zu erröten. Wenn sie in einer Situation Aufmerksamkeit erfuhr oder*

*Gefahr lief, dass sich die Aufmerksamkeit anderer auf sie richtete, spürte sie, wie ihr das Blut in den Kopf stieg. Darüber ärgerte sie sich sehr. Alle Versuche, sich mit Macht gegen das Erröten zu wehren, führten lediglich sicherer in den unerwünschten Zustand. Nachdem sie eine Woche täglich zweimal Alpha-Relaxing mit einer Dauer von jeweils 20 Minuten trainiert hatte, bekam sie die Anweisung, ihre Angst vor dem Erröten bewusst mit in den Raum zu nehmen. Dazu stellte sie sich den Raum in ihrem Kopf vor, der sich in ihrer Fantasie immer mehr erweiterte und schließlich so groß war, dass die Angst zusätzlich leicht darin Platz fand. Frau O. war überrascht, wie leicht es ihr fiel, ohne zu erröten auf ihren Chef zuzugehen und eine Frage zu stellen. Bald war das Problem völlig verschwunden. Insgesamt fühlte sie sich durch Alpha-Relaxing sicherer und belastbarer.*

Immer hat die Arbeit mit *Alpha-Relaxing* positive Nebenwirkungen für die gesamte Psyche. Nicht nur ein Symptom wird bearbeitet, sondern neue Fertigkeiten werden erworben.

*Herr G. litt vor allem nachts unter Grübelzwängen und somit unter Schlafstörungen. Nachdem er das übliche Training durchgeführt hatte, ging er dazu über, den Raum in seinem Kopf in der Vorstellung so weit auszudehnen, dass die quälenden Gedanken auch noch Platz darin fanden. Mit Alpha-Relaxing gelang es ihm, den Teufelskreis zu durchbrechen und seine Gedanken zu beruhigen. Die Schlaflosigkeit überwand er, indem er sich auf die Bilder, die von selbst vor seinem geistigen Auge auftauchten, einließ. Diese Bilder führten ihn sanft in den Traum und damit in den Schlaf.*

Grübelzwänge können äußerst quälend sein. Hier entsteht ein Teufelskreis der Gedanken. Obwohl der Betroffene weiß, dass Grübeln nicht weiterhilft, kann er seinen Gedankenfluss nicht stoppen. Untersuchen wir diesen Vorgang genauer, dann sehen wir: Hier sollen Probleme an einer Stelle gelöst werden, an der dies nicht möglich ist. Die Bewältigung soll mittels Denken stattfinden. Immer schnelleres Denken führt jedoch auch nicht zu einer Lösung. Mit Herrn G. wurde über realistische Problemlösungen gesprochen.

*Frau C. hatte das Problem, dass sie sich mitunter heftig ärgerte. Ihr überschießendes Temperament brachte sie immer wieder in Schwierigkeiten. Wenn sie ihrem Ärger lautstark Luft gemacht hatte, tat ihr dies anschließend Leid, denn üblicherweise war sie über das Ziel hinausgeschossen und hatte andere verletzt oder gekränkt. Nachdem sie eine Übungsphase mit Alpha-Relaxing absolviert hatte, wurde sie insgesamt ruhiger und ausgeglichener. Wenn Ärgergefühle auftraten, brachte sie diese zunächst auf das innere Panorama und nahm sie mit in die Alpha-Relaxing-Übung. Weil sie die Ärgergefühle in erster Linie in ihrem Bauch spürte, lenkte sie ihre Aufmerksamkeit in ihren Bauch, bis der gesamte Ärger sich durch Alpha-Wellen auflöste. Frau C. wurde zunächst mehrfach »rückfällig«, lernte jedoch bald,*

*Ärger mit Alpha-Relaxing zu bearbeiten und aufzulösen. Auch der nächste Schritt, ihre Meinung sachlich und angemessen zu vertreten, fiel ihr zunehmend leichter. Bevor sie reagierte, überlegte sie. Das regelmäßige Arbeiten mit Alpha-Relaxing hatte sie allmählich in ihrer gesamten Lebenshaltung sicherer werden lassen – sie besaß deutlich mehr soziale Kompetenz.*

Die wirksamste Form der Arbeit an sich selbst sind Psychotherapie und Meditation. *Alpha-Relaxing unterstützt therapeutische Prozesse wirksam.*

# *Alpha-Relaxing* und Meditation

*Alpha-Relaxing* ist sowohl ein Entspannungs- und Aufmerksamkeitstraining als auch eine Meditationsmethode. Viele Anwender berichten über transpersonale Erfahrungen, die auch bei anderen Meditationstechniken erreicht werden.

Unter Meditation ist eine Versenkungstechnik zu verstehen, bei der es zu einer Umschaltung des Bewusstseins kommt. Der Meditierende befindet sich nicht mehr im Zustand des Tagesbewusstseins, sondern in einer anderen Bewusstseinsform. Mystikern aller Zeiten war bekannt, dass es verschiedene Bewusstseinsebenen gibt. Jede Kultur hat Techniken entwickelt, um in den Zustand der Versenkung zu gelangen. Treffend vergleicht der amerikanische Meditationspsychologe Robert Ornstein den Meditationsprozess mit dem Auslöschen des Tageslichts, um in der Dunkelheit die feinen Lichtreize der Sterne am Himmel wahrzunehmen, die bei der großen Helligkeit des Tages nicht wahrnehmbar sind.

Das Subjekt-Objekt-Bewusstsein löst sich auf, d. h. der Übende tritt in eine tiefe meditative Haltung ein, in der er sich mit allem eins fühlt. Andere haben das Gefühl, aus ihrem Körper auszutreten bzw. zu schweben. Auch über die Erfahrung erweiterter oder höherer Erkenntnis wurde berichtet. Diese Erfahrungen sind höchst individuell und werden durch die Anleitung nicht besonders forciert.

Als Einstieg in eine Meditationspraxis eignet sich *Alpha-Relaxing* besonders. Bei vielen Meditationspraktiken ist die anfängliche Schwelle sehr hoch, sodass viel Zeit, Übung und Frustration ertragen werden müssen, bevor erste Erfolge spürbar werden. Sind diese Barrieren überwunden, wird der meditative Zustand jedoch gerne gesucht.

Immer beginnt die Übung mit einem Meditationsobjekt. Die Techniken und Meditationsobjekte sind unterschiedlich und nicht selten ideologisch gefärbt: etwa so, dass man nur nach einer bestimmten Vorgabe meditieren dürfe. Diese Ansicht wird hier nicht vertreten.

Die bekannteste Meditation ist wohl die Mantra-Meditation. Ein Mantra besteht aus einem bzw. mehreren Wörtern, die ständig wiederholt werden. Durch die monotone Wiederholung wird der Geist abgeschaltet und leer, der Mensch ist einfach nur »da«. So gelangt er in den meditativen Versenkungszustand, der viel entspannender sein kann als Schlaf. Die Inuit drehen stundenlang einen kleinen Stein auf einem großen, bis die Trance eintritt. Sufi-Derwische verändern ihr Bewusstsein durch monotones Drehen im Tanz. Die Konzentration auf den Atem, auf die auf- oder untergehende Sonne oder auf den Bauchnabel, wie dies griechische Mönche tun (daher auch der Begriff: Nabelschau), sind einige Beispiele für Meditationsgegenstände. Letztlich spielen sie eine untergeordnete Rolle, weil alle geeignet sind, in den meditativen Zustand einzutreten. Der »Meditationsgegenstand« bei *Alpha-Relaxing* ist der leere Raum im eigenen Körper oder darum herum. Die Reise durch den Körper ist demzufolge eine Körpermeditation. Der Vorteil von *Alpha-Relaxing* im Vergleich zu anderen Meditationsverfahren ist die praktikable Anwendung im Alltag sowie die Einbeziehung des gesamten Körpers. Gezielt können so auch psychische Störungen, muskuläre Verspannungen und Verengungen – etwa der Herzkranzgefäße – behandelt werden.

Alle modernen Entspannungsverfahren hatten Vorläufer im asiatischen Raum, wo die Techniken der Versenkung eine uralte Tradition haben. Sie sind daher weniger eine Neuentdeckung, sondern eine Nutzbarmachung für unsere Kultur. Die Quellen von *Alpha-Relaxing* sind sehr alt. Sie gehen zurück auf die tantrischen Schriften. Vor mehr als fünfzig Jahren entwickelte Swami Satyananda eine Versenkungstechnik, die er Yoga-Nidrā nannte. Nidrā bedeutet Schlaf, allerdings war ein Zustand tiefer Versenkung das Ziel und nicht Schlaf. Er benannte seinem Schüler, der regungslos mit geschlossenen Augen nur seiner Stimme lauschte, in Abständen einzelne Körperteile. Einfach dadurch, dass die Wahrnehmung auf einen einzelnen Körperteil gerichtet wurde, stellte sich Entspannung ein. Lester Fehmi, ein amerikanischer Biofeedback-Psychologe, entwickelte eine Methode, die er Open Focus (den Blickwinkel öffnen) nannte. Unter Biofeedbackkontrolle stellen sich Patienten Räume im Körper vor; Messgeräte geben ihnen eine Rückmeldung über den Erfolg der Entspannung. Ein unterschiedlich hoher Ton zeigt den Grad der Anspannung bzw. Entspannung an. Die Übung mit Biofeedback erfordert eine aufwendige Apparatur und ist sehr kostspielig. Der Vorteil ist meist eine Intensivierung und Verkürzung der Übungszeiten – es kommt in der Regel schneller zu Veränderungen. Wenn Sie die *Alpha-Relaxing*-CD abhören und sich die entsprechenden Bereiche in Ihrem Körper vorstellen, werden Sie feststellen, dass Sie auch ohne Biofeedback in eine tiefe Entspannung geführt werden.

Meditation hat das Ziel, den Geist zu beruhigen. Unser Gehirn produziert ständig Gedanken und ständig reden wir im Innenraum unserer Psyche mit uns selbst. Die Kunst besteht darin, den Geist anzuhalten, Gedanken zum Stillstand zu bringen. Dies ist Ziel jeder tiefen Meditation. Bei der *Alpha-Relaxing*-Übung wird dieser Zustand immer wieder erreicht, nämlich dann, wenn wir das Gefühl haben, völlig leer und einfach nur da zu sein. Ein höchst angenehmer und befriedigender Zustand! Alle Bedürfnisse haben sich verflüchtigt, und ein Gefühl, mit allem eins zu sein, stellt sich ein. Je länger es gelingt, in diesem Zustand zu bleiben, umso besser.

Wer die dritte Phase erreicht hat, wird sich, wie bereits erwähnt, für die letzte Übung auf der CD besonders interessieren. Dieser Titel *Die Meditation in den leeren Raum* ist mit Absicht an das Ende gestellt, weil Sie diese Übung beliebig verlängern können. Zunächst hören Sie Anweisungen, die Sie als geübte Person leicht zu einer Beruhigung Ihrer Gedanken bringen. Danach ist es Ihnen freigestellt, Ihre Aufmerksamkeit, solange Sie wollen, in den offenen Raum zu lenken, ohne dass irgendwelche Geräusche Ihre Konzentration stören (vorausgesetzt, Sie haben Ihr Gerät nicht auf Replay/Wiederholung eingestellt). Damit ist der Einstieg in eine Tiefenmeditation erreicht. Hier noch ein praktischer Hinweis: Es ist günstig, die Zeit, die Sie sich für Ihre Meditationsübung nehmen, vorher zu bestimmen. Während Sie üben, sollten Sie sich von nichts irritieren lassen. Ein einfacher Küchenwecker kann Sie auf das Ende der Meditationszeit hinweisen.

Meditation ist oft Bestandteil religiöser Übungen. Sie müssen jedoch nicht religiös sein, um wirkungsvoll meditieren zu können. Die Vorstellung, dass Gott, der nach der Bibel von sich sagt: *Ich bin der »Ich-bin-da« (Ex 3,14, Einheitsübersetzung)* im leeren Raum ist, also unendlich, unfassbar, ist für viele religiöse Menschen wahrscheinlich gut möglich. Alles mit hineinzunehmen in diesen leeren Raum, alle Sorgen, alle Freuden, das gesamte Leben, kann zu einer tiefen Erfahrung werden und dem Jesusgebet: *Dein Wille geschehe* tatsächlich nahe kommen.

### Aufheben der Dualität

In der Urgeschichte heißt es, dass Adam den Dingen Namen gab: den Bäumen, den Pflanzen, den Tieren usw. Damit war der entscheidende Sprung in der Entwicklung zum Menschen getan. Die Trennung hatte stattgefunden, die Trennung zwischen ich und du, schwarz und weiß, gut und böse, hoch und tief. Tiere sind nicht in der Lage, sich von der Natur zu distanzieren. Sie sind und bleiben Teil der Natur und fühlen sich auch so. Menschen haben ein anderes Empfinden. Sie erleben sich als getrennt von der Natur und haben demzufolge Angst vor dem Tod. Tiere kennen keine Angst vor dem Tod. Ein Hund, der Schmerzen hat, wird jaulen und winseln, aber er wird keine Angst vor dem

Sterben entwickeln. Fast alle Menschen verdrängen ihre Angst vor dem Tod und lenken sich mit Genussmitteln, Konsum, Karriere u. Ä. ab. Da Verdrängung niemals perfekt gelingt, brechen alle möglichen (unrealistischen) Ängste immer wieder auf. Während der Meditation wird die Trennung wieder aufgehoben. Die Gedanken werden zum Schweigen gebracht – und der Mensch ist einfach nur da. Ken Wilber nennt diesen Zustand einfach nur »Das«.

Meditation ist eine tiefe Glücksquelle! Es werden Glücksgefühle freigesetzt, die weder künstlich noch schädlich sind. Menschen, die meditieren, sind darüber hinaus zufriedener, wacher, kreativer, unbeschwerter und weniger anfällig für Krankheiten.

Die Fitness des Körpers muss durch die Fitness des Geistes ergänzt werden.

*Für das Überleben zukünftiger Generationen in zunehmendem Stress wird es immer wichtiger werden, über geeignete Methoden zur Bewältigung des Alltags zu verfügen. Nur diejenigen werden die emotionalen Belastungen überstehen, die nicht nur körperlich fit sind, sondern über Techniken verfügen, die tiefe Erholung und Entspannung ermöglichen. Bereits im Grundschulalter sollte mit dem Erlernen entsprechender Techniken begonnen werden.* Alpha-Relaxing *gehört auf den Lehrplan aller Schulsysteme.*

**Genussgifte**

Koffein, Nikotin, Alkohol usw. verändern den normalen Ablauf der Körperfunktionen. Der übermäßige Konsum dieser Gifte kann Ihre Arbeit mit *Alpha-Relaxing* sabotieren oder zerstören. Wenn überhaupt, dann ist ein mäßiger Konsum zu empfehlen.

# Bibliografie


Fehmi, L.; Selzer, F.: Biofeedback und Aufmerksamkeitstraining. In: Boorstein, S. (Hrsg.): *Transpersonale Psychotherapie*. München: Scherz, 1988.

Röhr, H.-P.: Narzissmus – Das innere Gefängnis. Zürich/Düsseldorf: Walter, 1999.

Röhr, H.-P.: Vom Glück, sich selbst zu lieben – Wege aus der Selbstentfremdung. Zürich: Pendo, 2001.

Röhr, H.-P.: Wege aus der Abhängigkeit – Destruktive Beziehungen überwinden. Düsseldorf/Zürich: Walter, 2003.

Yoga Nidrā: In: *Deutsches Yoga-Forum* 5 (1998), hrsg. vom Berufsverband Deutscher Yogalehrer e. V.

CD

Heinz-Peter Röhr
Alpha-Relaxing
Das neue Entspannungstraining

Inhalt

| | |
|---|---|
| 1. Anleitung (Text) | 12'36 |

Die Übungen

| | |
|---|---|
| 2. Handarbeit | 8'20 |
| 3. Kopfarbeit | 16'03 |
| 4. Die große Körperreise | 22'05 |
| 5. Leerer Raum | 11'27 |

Länge: 70'31
Hinweis: Die Pausen sind Teil der Übungen.

Produktion: Karin Lorenz
Ton: Nikolaus Esche, AudioVision Studios, Berlin

**Walter** Verlag, Düsseldorf und Zürich

ISBN 3-530-40156-0
www.patmos.de
LC01327

**Heinz-Peter Röhr**
ist seit 25 Jahren an der Fachklinik Fredeburg für Suchtmittelabhängige psychotherapeutisch tätig. Bei Walter sind folgende Titel lieferbar: »Weg aus dem Chaos«, »Ich traue meiner Wahrnehmung«, »Narzissmus – Das innere Gefängnis« und »Wege aus der Abhängigkeit. – Destruktive Beziehungen überwinden«.

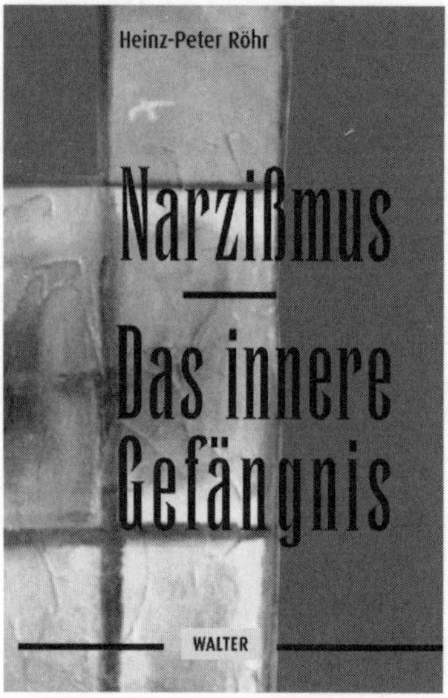


**Heinz-Peter Röhr**
**Narzissmus –**
**Das innere Gefängnis**
192 Seiten
Englische Broschur
ISBN 3-530-40059-9

Bei einer narzisstischen Persönlichkeitsstörung ist das Bedürfnis nach Anerkennung krankhaft übersteigert. Mit falschen Mitteln versuchen die Betroffenen, die vorbehaltlose Liebe zu erringen, die ihnen in der frühen Kindheit fehlte. Zwei typische Formen werden anhand des Märchens »Der Eisenofen« dargestellt: erstens Pseudoautonomie durch Entwicklung eines »Schutzpanzers« zur Unterdrückung heftiger Gefühle von Neid und Wut und als Abwehr übergroßer Verletzlichkeit, zweitens Autonomieverzicht, um durch Opferung der eigenen Bedürnisse Liebe zu gewinnen. Die einen sind unfähig, sich in andere einzufühlen, die anderen tun es im Übermaß.

Walter

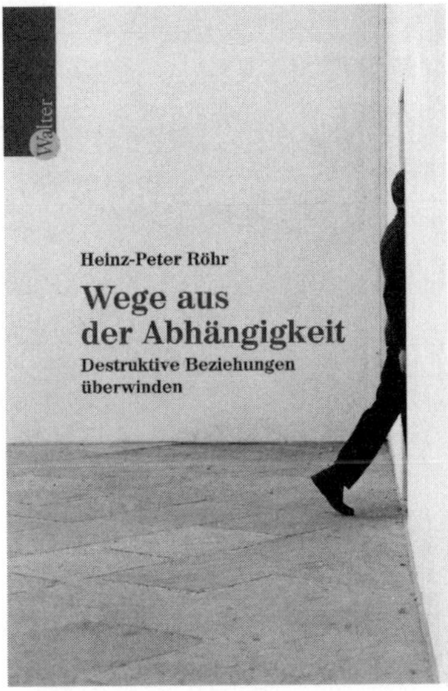


**Heinz-Peter Röhr**
**Wege aus der Abhängigkeit**
Destruktive Beziehungen
überwinden
190 Seiten
Englische Broschur
ISBN 3-530-40155-2

»Ich kann nicht nein sagen; ich kann nicht alleine sein; wenn ich in einer Beziehung lebe, ist es, als ob meine eigene Welt verschwindet« – so beschreiben Betroffene Beziehungsmuster krankhafter Abhängigkeit. Wie kommt es zu dieser Persönlichkeitsstörung, die wesentlich weiter verbreitet ist, als selbst Experten bisher annahmen, und oft zu Suchtverhalten, psychosomatischen Erkrankungen oder Depressionen führt? Anhand des Grimm'schen Märchens »Die Gänsemagd« zeigt Heinz-Peter Röhr, wie krankhafte Abhängigkeit entsteht und welche charakteristischen Formen und Spielarten sie annehmen kann. Einfühlsam erklärt er, wie gerade emotionaler Missbrauch in der Familie – im Märchen die Fixierung der Mutter auf die schöne Tochter – zur massiven Schädigung des Selbstwertgefühls führt. Dass und wie Befreiung daraus dennoch gelingen kann, führt der Autor am Entwicklungsweg der Königstochter auf eindrückliche Weise vor.

Walter